DU PRONOSTIC

DES

FRACTURES COMPLIQUÉES

TRAITÉES

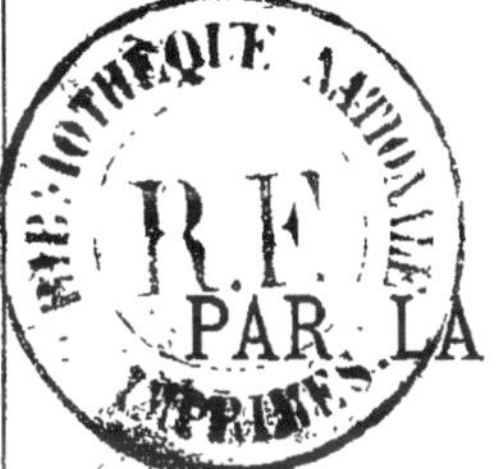

PAR LA MÉTHODE ANTISEPTIQUE

PAR

Omer-Joseph VÉTU,
Docteur en médecine de la Faculté de Paris.

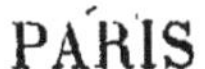

PARIS
A. PARENT, IMPRIMEUR DE LA FACULTÉ DE MÉDECINE
29-31, RUE MONSIEUR-LE-PRINCE, 29-31

1878

DU PRONOSTIC

DES

FRACTURES COMPLIQUÉES

TRAITÉES

PAR LA MÉTHODE ANTISEPTIQUE

PAR

Omer-Joseph VÉTU,

Docteur en médecine de la Faculté de Paris.

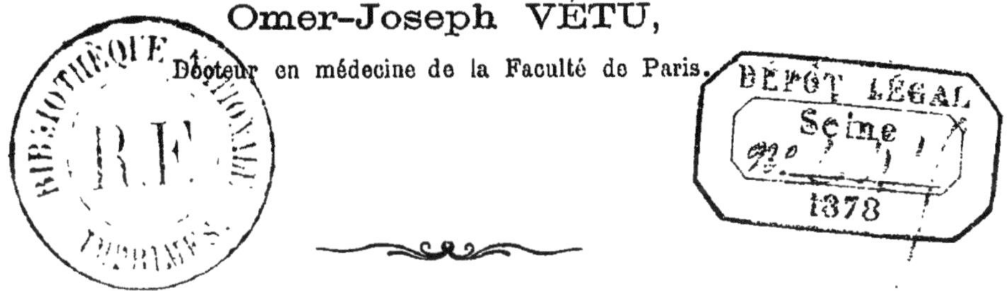

PARIS

A. PARENT, IMPRIMEUR DE LA FACULTÉ DE MÉDECINE

29-31, RUE MONSIEUR-LE-PRINCE, 29-31

1878

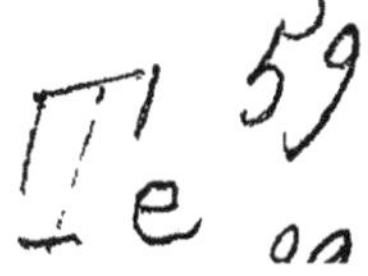

A LA MÉMOIRE DE MON PÈRE

A MA MÈRE

A MES ONCLE ET TANTE

Je vous prie d'agréer ce faible témoignage de la reconnaissance que je vous dois pour les pénibles sacrifices que vous vous êtes imposés pour mon éducation.

A MES AMIS MM. J. SAGNIEZ et J. CHARPENTIER

A MES ANCIENS MAITRES DE L'ÉCOLE D'ARRAS

A MES MAITRES DE PARIS

MM. DESNOS et S. DUPLAY

A M. LE PROFESSEUR VERNEUIL

Chirurgien de la Pitié

MON PRÉSIDENT DE THÈSE

DU PRONOSTIC

DES

FRACTURES COMPLIQUÉES

TRAITÉES PAR

LA METHODE ANTISEPTIQUE

INTRODUCTION

C'est en assistant à une clinique de notre cher et distingué maître, M. le professeur Verneuil, que nous conçûmes l'idée de ce travail. Heureux du résultat qu'il avait obtenu dans son traitement des fractures compliquées, il se félicitait avec raison d'avoir vu, grâce aux progrès de la chirurgie moderne, le pronostic de ces fractures, autrefois si fâcheux, devenir relativement bénin. Dans le courant de l'année 1877, en effet, il avait eu à traiter, dans son service à l'hôpital de la Pitié, sept cas de fractures compliquées de plaies, et chez tous ces malades, à l'exception d'un seul, ses excellents soins avaient été couronnés du succès le plus complet. Six avaient guéri sans avoir même présenté de mouvement fébrile bien accentué. Nous avons parcouru les différents services des hôpitaux de Paris, où l'on emploie les divers traitements modernes, occlusion collodionnée, pansement ouaté et pansement de Lister, et partout nous avons constaté les résultats les plus satisfaisants. Il est donc constant que nos maîtres ont laissé loin derrière eux leurs devanciers ; elle est bien éloignée l'époque où quelques chirurgiens, persuadés qu'on pouvait réaliser de grands progrès dans cette voie, étaient obligés de cacher les blessés qu'ils voulaient sauver de l'amputation. C'est la comparaison de ces deux époques, l'une qui n'est pas encore bien loin de nous, où toute fracture compliquée réclamait l'amputation, l'autre, celle de nos jours, où tout en reconnaissant que cette lésion est plus grave que la fracture simple, on tente presque toujours avec succès la conservation du membre, c'est, dis-je, cette comparaison qui sera l'objet de notre travail. Nous aurions désiré, aux statistiques de nos jours, opposer celles des anciens, mais quoique nous soyons bien fixés sur leur opinion en pareille matière, ils ne nous ont laissé aucun chiffre. Qu'il nous soit permis, avant d'entrer en matière, de remercier particulièrement notre cher maître, M. le professeur Verneuil, de l'obligeance avec laquelle il nous a aidé dans nos recherches, et disons de suite, que s'il y a quelque chose de bon dans notre travail, c'est à lui que nous le devons.

DU PRONOSTIC DES FRACTURES COMPLIQUÉES AVANT NOTRE ÉPOQUE.

Nous exprimions le regret dans notre introduction que les auteurs anciens ne nous aient pas laissé de statistiques, mais il suffit de parcourir leurs ouvrages pour juger de la différence qu'ils mettaient entre une fracture simple et une fracture compliquée. Les citations qui vont suivre et que nous aurions pu multiplier à l'infini, prouveront qu'au moins sur ce point il règne entre eux un accord parfait. Mais, auparavant, précisons le sens que nous attachons au mot compliqué. J.-L. Petit définit les fractures compliquées : « celles qui sont accompagnées de maladies ou d'accidents qui donnent différentes indications et demandent qu'on emploie différents remèdes et qu'on fasse des opérations différentes pour parvenir à leur guérison. »

Il est évident que si nous prenions le mot dans son sens propre, il faudrait faire un véritable traité sur cette matière ; mais, ni le temps ni la limite de notre travail ne nous le permettent. Nous appellerons donc fractures compliquées « les fractures accompagnées d'une plaie mettant en communication avec l'air extérieur le foyer de la fracture. » C'est cette variété que les auteurs anglais ont appelée fracture ouverte, c'est également, et en termes à peu près identiques, la définition de Malgaigne.

Hippocrate considérait les fractures compliquées comme extrêmement graves, et s'il se prononçait contre l'amputation, c'est que cette opération lui paraissait plus grave encore, et qu'il n'osait la tenter; à cette époque, en effet, la ligature des vaisseaux n'était pas connue, et c'est à A. Paré qu'on doit cette tentative hardie. Aussi, dès lors, on n'hésita plus à amputer.

Ce qui fait la gravité des fractures compliquées, c'est la communication du foyer de la fracture avec l'air extérieur, et déjà A. Paré avait saisi cette étiologie; car il raconte ainsi une épidémie de pourriture d'hôpital. « Les navrés (blessés) estaient très-difficiles à guarir et souvent mouroient de très-petites playes, ce que bien remarquay estant le siége devant Rouen. Car le vice de l'air alteroit et corrompoit tellement le sang et les humeurs que les playes estaient rendues pourries et puantes et qu'il en sortait une féteur cadavéreuse (1). »

Vers 1720, Duverney (2), dans son traité des maladies des os, après avoir constaté que le pronostic des fractures où les gros vaisseaux sont ouverts est toujours fâcheux, attendu que l'unique remède pour sauver la vie du malade est l'amputation, ajoute: « L'on peut dire la même chose de celles où une portion de l'os fracturé a percé les chairs et les téguments, et se trouve dépouillé de son périoste. »

A cette époque, en effet, l'amputation était telle-

(1) Thèse de Pechdo, 1876.
(2) Traité des maladies des os. Duverney, page 91.

ment regardée comme nécessaire, que même quelques années après, en 1755, l'Académie de médecine formulait ainsi un sujet de prix : « L'amputation étant absolument nécessaire dans une fracture compliquée des os, déterminer le cas où il faut faire l'amputation sur le champ, et ceux où il faut la différer. »

Pendant les guerres de la République et de l'Empire, l'amputation fut la règle, et un chirurgien de cette époque rapporte qu'après la bataille de Waterloo, voulant soustraire à l'amputation deux officiers, il fut obligé de les cacher et de les soigner dans un hôpital particulier.

Boyer, dans son Traité des maladies chirurgicales, se prononce aussi pour l'amputation, parce que le danger de cette opération n'égale en aucune sorte le danger qui accompagne les fractures compliquées.

« Toute fracture compliquée de plaie est grave, écrivait Malgaigne, en 1847. Toute fracture intra-articulaire avec plaie extérieure menace l'articulation d'une ankylose vraie ou fausse.

« Dans les grandes articulations, les accidents sont fréquemment tels qu'ils obligent tôt ou tard à l'amputation. Au genou, pour peu que la plaie soit large ou déchirée, l'amputation immédiate est la règle. »

En 1850, Chassaignac, dans sa thèse de concours, porte encore un pronostic très-fâcheux pour ces sortes de fractures. « Autant, dit-il, les fractures simples peuvent être d'une remarquable bénignité, autant les complications diverses dont elles peuvent s'accompagner en font souvent des maladies redoutables, et qui nécessitent de la part du chirurgien une intervention aussi active qu'intelligente. »

Plus loin, parlant des fractures compliquées de plaies siégeant sur une articulation, il reconnaît que, sinon toujours, du moins dans la plupart des cas, il y a indication d'amputer. « La guérison avec ankylose, dit-il, est une exception trop rare pour que le chirurgien doive la faire entrer en ligne de compte. » Il cite deux cas de conservation du membre dans les fractures compliquées, et suivies de succès, appartenant à Velpeau. Et cependant il affirme que, s'il se trouvait dans de semblables circonstances il n'hésiterait pas à amputer, et il ajoute que les cas de conservation qu'on pourrait réunir sont certainement nombreux, mais comparés aux cas d'insuccès, ils ne forment que de rares exceptions.

Suivant l'ordre des temps, nous sommes amené à emprunter nos citations à nos maîtres eux-mêmes. Dans leurs premières années, ils ont suivi les préceptes de leurs devanciers. La conservation tentée avec succès, quoique moins rare, n'était pas bien fréquente, et M. le professeur Gosselin disait en 1873, dans ses cliniques : « Une chose que je tiens à graver dans vos mémoires, c'est que la plaie même petite qui complique une fracture de jambe expose souvent à la suppuration du foyer, et à toutes ses conséquences possibles : fièvre traumatique grave, ostéo-myélite suppurée, infection purulente, hecticité ou bien nécrose, et guérison avec un cal difforme, douloureux. » Et plus loin : « Je sais que, dans ma pratique d'hôpital, j'ai vu plus de malades atteints de fracture de la jambe avec grande plaie mourir que je n'en ai vu guérir. Dans ma pratique particulière, au contraire, sur six blessés de ce genre, j'en ai vu guérir quatre et mourir deux (1). » Voilà le résultat du traitement en ville des malades dans les meilleures conditions hygiéniques possibles, avec un des maîtres de l'art pour diriger le traitement. Combien le pronostic est plus grave dans les hôpitaux, où la ventilation n'est pas toujours suffisante, où l'encombrement est presque inévitable et où l'on a à traiter les ouvriers d'une grande cité qui sont pour la plupart d'une santé peu robuste, et par-dessus tout alcooliques. Cependant, depuis 1830, quelques chirurgiens s'étaient toujours rencontrés qui, frappés des accidents qui résultaient des amputations, avaient tenté la conservation avec plus ou moins de succès. « Plus je vieillis, disait Velpeau, et moins j'ampute. J'amputai plus en 1830 qu'en 1848, et en juin moins qu'en février dernier. Un membre difforme vaut encore mieux qu'un membre artificiel. Tant qu'il y a espoir de conserver un membre, ne le coupez pas ; dans le cas contraire, amputez le plus tôt possible. »

Vers la même époque (1) Cabasse, prisonnier d'Abd-el-Kader, frappé des résultats obtenus par les

(1). Cliniques de Gosselin, 1873.
(2). Thèse de Poinsot, 1872.

Arabes dans les coups de feu les plus graves avec fracture des os de la jambe, se déclare convaincu que dans une foule de cas on devrait modifier la manière d'agir habituelle, compter plus sur la nature et faire moins d'amputations. Lui-même, pendant sa captivité, privé des premières ressources, avait été obligé de traiter beaucoup de blessés sans amputation. « Je doute, dit-il, que j'eusse obtenu des résultats plus satisfaisants, si j'avais fait les amputations qui paraissaient indiquées tout d'abord d'après les principes que j'avais puisés dans les ouvrages de nos meilleurs chirurgiens. »

En 1865, M. A. Guérin, tout en admettant qu'on ne considère plus toute fracture compliquée de plaie comme nécessitant l'amputation, restreint cependant la pratique de la conservation aux cas peu graves où la plaie est petite et où les bords ne sont pas contus.

M. le professeur Verneuil lui-même, en 1870, dit avoir vu succomber, un seul cas excepté, tous les blessés atteints de fractures compliquées du quart inférieur de la jambe, lorsque l'articulation était atteinte et qu'on s'était borné à la thérapeutique ordinaire. Élargissant le cadre de la question, et envisageant d'une manière générale les fractures compliquées de la jambe, M. Verneuil conseille d'amputer quand les dégats primitifs sont considérables, quand les os sont écrasés et les parties molles déchirées ou fortement contuses.

(1) Thèse de Poinsot, 1872.

Nous assistons ici à la période de transition, et déjà les soins des chirurgiens et la perfection des appareils avaient produit de bons résultats.

Dans une statistique de treize fractures de cuisse compliquées de plaies traitées à l'hôpital Saint-André, de Bordeaux, et où l'on avait tenté la conservation, il y avait eu sept guérisons et six insuccès. Certes, ce résultat était déjà superbe et ne pouvait qu'encourager les chirurgiens à entrer dans cette voie ou à y persévérer.

DU PRONOSTIC DES FRACTURES COMPLIQUÉES DE NOS JOURS.

C'est sur ces entrefaites que furent connus en France les magnifiques succès qu'obtenait à Edimbourg le professeur Lister, grâce à un nouveau pansement qu'il expérimentait et perfectionnait depuis 1866. Ses statistiques n'ont pas été publiées, que nous sachions, mais ce que nous n'ignorons pas, c'est que depuis cette époque l'infection purulente a disparu de ses salles, quoique fort encombrées. Nous savons que dans de mauvaises conditions il n'hésite pas à ouvrir les grandes articulations et qu'il guérit ses malades sans ankylose. Cependant nous pourrons combler cette lacune en citant les statistiques de Volkmann. Le célèbre chirurgien de Halle, désespéré de l'état sanitaire de son hôpital manifestement infecté, se disposait à demander la fermeture de ses salles. L'infection purulente y sévissait avec une violence inouïe, et seize cas de fractures compliquées de plaies où on avait essayé de conserver le membre avaient donné douze morts. C'est dans cette condition qu'il adopte la méthode antiseptique de Lister.

Il traite par la conservation :

En 1873, 17 cas ;

En 1874, 20 cas.

En tout 37 cas et pas une mort (1).

Bien plus, encouragé par ses succès, il traite par la conservation des cas où il n'aurait nullement hésité autrefois à faire l'amputation.

Dans son numéro 117-118 du 29 août 1877, de son *Sammlung klinischer Vortræge*, il rapporte 75 cas de fractures compliquées de plaies, traitées dans son service depuis le 15 mars 1874 jusqu'au 28 août 1876. Il n'eut pas un seul cas de mort.

La place nous manque pour rapporter ces 75 observations, mais nous citerons les réflexions dont l'auteur les fait suivre.

« Tous ces cas, dit-il, se sont terminés par la guérison et même on peut en ajouter quelques autres que j'ai observés depuis et qui ne sont pas ici.

Sur 75 malades, 48 fois la fracture était produite par cause directe, 20 fois la fracture, outre qu'elle était compliquée de plaie, était comminutive. En outre, il en est beaucoup qui présentaient les cas les plus graves et causés par des machines à vapeur, et souvent on devait se demander si on pouvait ris-

(1). Lucas-Championnière. Chirurgie antiseptique.

quer la conservation du membre. Souvent les muscles étaient déchirés et presque séparés de la plaie ; il y avait un cas entre autres où la peau était enlevée depuis le genou jusqu'à la malléole.

Il y avait 11 fractures de bras.
20 id. d'avant-bras.
1 id. de cuisse.
43 id. de la jambe.

Dans ces 73 cas, il y eut 20 fois ouverture de l'articulation en même temps que fracture.

1 fois l'articulation de l'épaule.
6 fois celle du coude.
3 fois celle du poignet.
4 fois celle du genou.
6 fois l'articulation tibio-tarsienne.

Billroth, à Zurich, perdait :

De 10 à 20 ans	15 p. 0/0 de ses fractures.	
De 21 à 30	25	—
De 31 à 40	32	—
De 41 à 50	45	—
De 51 à 60	80	—
De 61 à 74	50	—

Parmi nos malades qui furent traités par les antiseptiques, 40 avaient de 40 à 50 ans, 9 avaient de 51 à 60 ans et 5 de 61 à 70. Pas un ne mourut. »

De là, Richard Volkmann conclut que les vieillards traités par les antiseptiques supportent les lésions graves et les opérations presque aussi bien que les jeunes gens à condition que ces blessures ne soient pas accompagnées de perte sang. Ce qu'ils ne ne supportent pas ou très-difficilement ce n'est pas l'opération ou la lésion par elle-même, mais la fièvre traumatique qui se développait dans les traitements anciens. Aujourd'hui elle n'existe plus ; le tracé thermométrique en fait foi.

Autrefois, on tirait la peau, on suturait pour boucher la plaie et une septicémie se déclarait du quatrième au dixième jour. Les extrémités des fragments se nécrosaient depuis la troisième semaine jusqu'à la sixième et huitième et même plus tard ; les malades étaient exposés à la pyohémie ; et plus tard, après cette suppuration interminable, il restait des fistules qui, quoique n'étant pas dangereuses, entravaient la guérison. C'est ainsi que la guérison définitive demandait fort souvent cinq, six et même dix mois.

En France, en 1870, M. A. Guérin, effrayé de la mortalité de ses amputés, puisque sur 20 il n'avait pu en sauver qu'un seul, et transportant dans la pratique les théories panspermatiques de M. Pasteur, enveloppait de ouate toute la partie lésée. Il espérait ainsi soustraire les plaies au contact de l'air qu'il considérait comme une source d'infection permanente. Les observations qui suivent nous prouveront assez que ses efforts ont été couronnés du plus grand succès. Jamais nous disait M. A. Guérin lui-même, je n'ai eu d'accidents dans les fractures compliquées depuis que j'ai adopté mon pansement ouaté.

OBSERVATION I

Le nommé Loiseau est entré le 21 mai à la salle Saint-Antoine, numéro 32, à l'Hôtel-Dieu. Cet homme vient d'avoir la jambe gauche fracturée. La fracture reconnaît pour cause un violent coup de pied qui a porté sur le tiers inférieur du tibia. Le blessé, transporté de suite à l'hôpital, avait, sous l'influence de son état d'ivresse, enlevé lui-même sa botte et amené ainsi, par ses manœuvres, la perforation des téguments par le fragment supérieur du tibia. On constate, en effet, que la jambe est fracturée à trois travers de doigt au-dessus des malléoles ; le fragment supérieur du tibia, taillé en biseau très-effilé, fait au-dehors une saillie d'environ 3 centimètres. La plaie qui lui donne issue n'a que les dimensions nécessaires au passage de l'os. Du sang s'écoule en assez grande abondance, surtout pendant les mouvements que l'on imprime au membre. On constate, en outre, que le tiseu cellulaire au voisinage de la plaie est le siége d'un emphysème qu'expliquent facilement les mouvements continuels du malade. Quant au péroné, il est fracturé au niveau de son tiers supérieur.

Le pansement de M. Guérin est appliqué immédiatement de la façon suivante : Le membre est d'abord soigneusement lavé dans toute son étendue avec de l'eau tiède, puis avec de l'eau phéniquée au vingtième. Un aide maintient solidement la racine du membre ; un autre se charge d'opérer la réduction et la contention de la fracture. En raison de l'indocilité du blessé, il ne peut y arriver qu'en saisissant de la main gauche la jambe au niveau du foyer de la fracture, de façon à maintenir solidement les extrémités fragmentaires en leur faisant ainsi une sorte d'attelle passagère. La main droite maintient le pied dans une bonne direction. Un troisième aide applique l'appareil ouaté. Contrairement à la manière habituelle, les bandes de toile sont appliquées de haut en bas en commençant par la racine de la cuisse. La partie du membre située au-dessus de la plaie est ainsi immobilisée au préalable pendant que l'on applique les tours de bande au niveau et au-dessous de la fracture, la main de l'aide est maintenue en place et ne se retire que progressivement à mesure que l'immobilisation des fragments est assurée par l'application de l'appareil.

Le bandage ouaté du membre est ensuite complété par une ceinture ouatée, qui entoure le bassin et qui est reliée au reste de l'appareil.

Le lendemain le malade n'accusait plus aucune souffrance, il avait bien dormi et ne présentait aucune réaction fébrile.

Pendant les trente jours que ce malade garda son appareil, il n'eut jamais une température supérieure à 37,2. Le bandage n'eut besoin d'être resserré que le troisième et le huitième jour. A aucun moment il ne répandit d'odeur. Du reste, le malade, toujours remuant, déplaçait son appareil à chaque moment, sans éprouver la moindre douleur.

Au bout d'un mois, l'appareil est enlevé. La consolidation, sans être complète, est aussi avancée qu'elle le serait dans une fracture simple. La coaptation des fragments a été exacte et le ral ne présente qu'un volume ordinaire. La plaie est presque entièrement cicatrisée, il ne reste qu'une surface de la largeur d'une lentille au niveau de laquelle se trouvent des bourgeons charnus.

On applique une petite pincée d'ouate au niveau de la plaie et la jambe est ensuite placée dans un appareil de Scultet.

Guérison complète deux semaines plus tard.

OBSERVATION II

La nommée X..., âgée de 42 ans, est entrée le 28 mai à la salle Saint-Maurice, numéro 14. On constate, à son entrée, l'existence de deux plaies siégeant à la région antérieure de l'avant-bras ; l'une d'elles est superficielle et répond au tiers inférieur de l'avant-bras; l'autre, située immédiatement au-dessus du poignet, intéresse les tendons des muscles fléchisseurs superficiels et profonds et arrive jusqu'au radius qui est fracturé à ce niveau. Il est difficile de connaître le mécanisme de cette fracture, la malade étant au moment de son entrée dans un état complet d'ébriété. La plaie ainsi que tout le membre sont lavés avec de l'acide phénique, puis l'appareil ouaté est appliqué de la façon habituelle, la main légèrement fléchie sur l'avant-bras et celui-ci fléchi sur le bras. Les jours suivants, aucun accident ne se produit.

Le 5 juin la malade exige que l'on enlève son appareil et

demande son exeat. On constate que lés deux plaies sont en voie de cicatrisation. Les bourgeons charnus qui les recouvrent sont de niveau avec les téguments voisins et interceptent toute communication du foyer de la fracture avec l'air extérieur. La fracture compliquée se trouve ainsi transformée en une fracture simple. Tout le membre est sec, les téguments sont ridés; aucune trace d'inflammation des gaînes tendineuses. Cependant on ne peut assurer qu'il ne restera pas une certaine roideur des doigts. On se contente d'appliquer un appareil plâtré et un pansement simple au niveau des plaies. La malade, revue deux mois après, présente un léger degré de flexion des doigts avec difficulté des mouvements d'extension. La fracture est entièrement consolidée.

OBSERVATION III

Le nommé Philippon (Eugène), âgé de 28 ans, marchand de vin, entre le 19 janvier à la salle Saint-Antoine, numéro 26. Cet homme est tombé deux heures avant d'un premier étage.

On constate : 1° une fracture de la jambe droite au niveau du tiers inférieur; 2° une fracture compliquée du 1er métatarsien droit avec plaie siégeant à la face plantaire; 3° une luxation en avant du gros orteil. Celle-ci est réduite immédiatement; on met ensuite le membre dans une gouttière, après avoir fait l'occlusion de la plaie avec du collodion.

Le 21 janvier le malade est pris de fièvre, son état général devient mauvais.

Le 22. Temp. m. 38,4, s. 39,6. P. m. 100, s. 104.
Le 23. Temp. m. 38,6, s. 39,2. P. m. 100, s. 102.
Le 24. Temp. m. 38,8, s. 40,2. P. m. 104, s. 122.

On constate l'existence d'un abcès au niveau de la plante du pied, cet abcès qui communique avec le foyer de la fracture est incisé; puis on applique le pansement ouaté de M. A. Guérin, après avoir soigneusement lavé le membre. Immédiatement, l'état général devient meilleur; les douleurs que le malade éprouvaient disparaissent. La température tombe à 37,6, le pouls à 76.

Vers le 15 février, nouvel accès de fièvre moins violent que le précédent. P. 100. T. 38,6.

Le malade se plaint d'éprouver des élancements douloureux au niveau du pied. M. A. Guérin pensant qu'il s'est produit un nouvel abcès, enlève le pansement. Il trouve effectivement au niveau du dos du pied une collection purulente superficielle qu'il incise largement. Après les lavages habituels, un second pansement ouaté est appliqué et demeure en place jusqu'au 10 mars. L'état général ne cesse d'être excellent pendant toute cette période, le malade ne souffre en aucune façon. L'appareil ne présente aucune odeur.

Le 10 mars on ne trouve dans le pansement qu'une quantité insignifiante de pus. Les plaies résultant des incisions sont guéries. La fracture de la jambe est presque consolidée; le membre est dans une rectitude parfaite.

Le malade sort le lendemain sur sa demande. Il est revu un mois après; son tibia présente une légère incurvation que l'on doit attribuer à son imprudence; ce malade, en effet, n'a pas craint de marcher presque immédiatement après sa sortie de l'hôpital.

OBSERVATION IV

Le nommé S... (Charles), âgé de 14 ans, entre le 7 novembre à la salle Saint-Antoine, nº 3. La veille de son entrée, il a fait une chute de cheval, dans laquelle il s'est fracturé les deux os de la jambe droite. Une plaie longue de 5 centimètres existe au niveau de la partie moyenne de la face interne du tibia et elle communique manifestement avec le foyer de la fracture; un écoulement sanguin très-abondant s'est fait le premier jour à travers la solution de continuité des téguments. Le blessé souffre beaucoup et le moindre mouvement que l'on imprime à la jambe lui arrache des cris.

L'appareil ouaté est appliqué immédiatement suivant la méthode habituelle. Presque instantanément, la douleur s'apaise; la nuit suivante est très-bonne et le malade repose parfaitement, ce qu'il n'avait pu faire la nuit précédente.

Le lendemain, on le trouvait dans un état fort satisfaisant, sans douleur, ni fièvre.

Huit jours après, ce jeune malade, qui est très-vif, s'asseyait dans son lit, remuait son appareil, sans en éprouver aucun inconvénient. L'immobilisation des fragments était du reste parfaitement assurée par la solidité de son pansement ouaté.

Le 31 décembre, nouvel appareil. On constate que la plaie est couverte de bourgeons charnus de bonne nature et que la fracture compliquée est transformée en fracture sous-cutanée. La jambe est dans une rectitude parfaite, et il y a déjà un commencement de consolidation. La guérison de ce malade est absolument assurée.

OBSERVATION V

Le nommé Battier (Jacques), âgé de 35 ans, maçon, entre le 15 novembre à la salle Saint-Antoine, n° 23. Cet homme est tombé deux heures auparavant de la hauteur d'un quatrième étage sur un tas de décombres. Dans cette chute, il s'est blessé gravement le bras droit et fait une blessure profonde à la tête. En effet, on constate au niveau du tiers inférieur du bras droit, à trois travers de doigt au-dessus de l'interligne articulaire du coude, l'existence d'une fracture caractérisée par une déformation considérable du membre, de la mobilité anormale, de la crépitation, et un chevauchement considérable des deux fragments. La solution de continuité osseuse paraît s'étendre jusqu'à l'articulation, qui est le siége d'un épanchement assez considérable. De plus, au niveau de la partie externe du bras et à la hauteur de la fracture, il existe une petite plaie, qui donne issue à un écoulement sanguin très-abondant. Les mouvements imprimés au membre exagèrent cet écoulement ou le fond reparaître, lorsqu'il a cessé. Des gouttelettes huileuses sont mélangées au sang qui s'échappe de la plaie.

Outre cette lésion, il existe une plaie contuse du cuir chevelu s'étendant du sommet de l'occipital à la partie moyenne du pariétal gauche. Cette plaie, qui est curviligne et dont les bords sont déchiquetés, mesure 14 centimètres de longueur et intéresse les téguments du crâne dans toute leur épaisseur. Elle dessine le bord libre d'un lambeau décollé dans une étendue de 5 centimètres carrés. Le malade est extrêmement pâle et il présente tous les signes d'une commotion cérébrale assez violente.

On applique le pansement ouaté sur le membre en maintenant la fracture réduite et en fléchissant l'avant-bras sur le bras. Pour empêcher le glissement de l'appareil, on le prolonge autour du thorax. On essaie de suite d'appliquer sur la tête un pansement ouaté, mais le malade est pris de lipothymies qui engagent à remettre au soir l'achèvement de l'appareil. Dans la journée, le malade expectore quelques crachats striés de sang. Le soir on applique le pansement habituel des plaies de tête, mais on est obligé d'enlever la ouate et les bandes qui recouvrent le thorax, le malade éprouvant une gêne considérable de la respiration.

Le lendemain l'état du malade s'est sensiblement amélioré. Les signes de la commotion cérébrale ont disparu.

Les jours suivants, le malade est sans fièvre et n'accuse aucune douleur.

Le 24 novembre, on enlève le pansement de la tête et l'on trouve la plaie presque complètement cicatrisée. Les téguments semblent entièrement recollés; cependant le toucher dénote encore un peu d'empâtement dans toute l'étendue de la région blessée. Il y a à peine une cuillerée de pus sous le pansement. On réapplique un pansement ouaté dans l'unique but d'exercer un certain degré de compression au niveau de la plaie.

Le 29. Quatorze jours après l'entrée de ce malade, on enlève définitivement le pansement de la tête, la cicatrisation est complète, l'empâtement de la région a disparu.

7 décembre. On enlève l'appareil du bras. La plaie ne s'est pas réunie par première intention, elle laisse écouler encore un peu de sang. La continuité de l'os est rétablie, ainsi que l'on peut s'en assurer en palpant la face postérieure du bras. A la partie antérieure, il existe une saillie assez marquée de l'os par suite de la production d'un cal exubérant. L'articulation du coude est le siége d'un gonflement appréciable, et les mouvements en sont difficiles et douloureux. Il est évident qu'il s'est produit une arthrite du coude par le fait soit d'une inflammation de voisinage, soit d'une pénétration de la fracture dans l'articulation.

La consolidation osseuse, quoique déjà assez avancée, est cependant loin d'être complète. Les fragments sont encore mobiles.

En raison de la persistance de la plaie, on se décide à refaire un nouveau pansement ouaté, en ayant soin de mettre le bras dans une position intermédiaire entre l'extension complète et la demi-flexion.

Le 25 novembre, on enlève l'appareil et l'on constate que la plaie est entièrement cicatrisée et que la fracture est consolidée. On se contente de mettre au malade une écharpe de Mayor.

En mars 1877, la guérison est complète ; les mouvements du coude se sont entièrement rétablis. Il reste un peu d'œdème à l'avant-bras.

OBSERVATION VI

Chazaly (Jean), âgé de 41 ans, charretier, entre le 27 septembre, à la salle St-Antoine, n° 31. Cet homme, de constitution très-vigoureuse, est tombé sous la roue de la voiture qu'il conduisait et qui avait un chargement de 2,000 kilogrammes. La roue a passé obliquement sur la jambe droite de haut en bas. Transporté immédiatement à l'hôpital, où il arrive une heure après l'accident, il présente une fracture complète de la jambe immédiatement au-dessous des condyles du tibia. A la partie externe et supérieure du membre et au niveau même de la solution de continuité, se trouve une petite plaie par laquelle s'échappe un jet de sang noir, veineux, toute la jambe est infiltrée, la peau en est tendue, luisante et froide. Le volume du membre est si considérable qu'au premier abord l'on peut songer à une lésion artérielle, mais les battements qui persistent dans les artères du pied permettent d'écarter l'hypothèse d'une lésion de ce genre. En outre, sur les points où la roue a passé, on voit une sorte de sillon formé par une contusion violente des téguments. Le genou est le siége d'un épanchement considérable. Doit-on l'attribuer à la communication du foyer de la fracture avec l'articulation ou le rapporter à une contusion directe du genou ? C'est ce qu'il est impossible de dire.

L'hémorrhagie qui se fait par la plaie est si abondante que l'on est obligé de renoncer à l'occlusion avec le collodion et que l'on se trouve dans la nécessité de faire un tamponnement provisoire de la plaie.

Le lendemain matin 28 septembre M. Marchand, qui suppléait alors M. Guérin, fait pratiquer l'occlusion de la plaie avec de la baudruche et du collodion et mettre la jambe dans un appareil plâtré. Il prescrit en outre l'application sur le membre de vessies de glace, destinées à prévenir la suppuration.

Le 3 octobre, on constate que la peau de la jambe est luisante et chaude malgré la réfrigération. Des phlyctènes remplies d'une sérosité brunâtre se produisent en dehors au niveau de la plaie, en dedans, à la partie moyenne de la jambe, et enfin à la partie antérieure du cou-de-pied. Tout autour de ces phlyctènes la peau présente une couleur brunâtre qui contraste avec celle du membre, elle est froide et insensible. En même temps, l'état général du malade commence à s'altérer et de vives douleurs se font sentir dans la jambe blessée.

Le 6 octobre on constate une fluctuation manifeste au niveau des eschares, en même temps qu'une crépitation emphysémateuse. L'appareil plâtré est enlevé et les eschares fendues dans toute leur étendue. Il s'écoule par les incisions un mélange de pus, de sang et de gaz. L'opportunité d'une amputation se pose en ce moment avec une certaine raison. Cependant, en raison de l'état général qui n'est pas absolument mauvais, M. Marchand se contente de mettre la jambe dans une gouttière de fil de fer et de prescrire des pansements répétés avec de la charpie imbibée d'acide phénique. Le 7 octobre l'eschare existant au niveau de la malléole externe se détache, entraînant avec elle de lambeaux de tissu cellulaire sphacélé.

Le 8 octobre les autres eschares se limitent par une zone rougeâtre, et le lendemain elles commencent à se détacher.

Le 12 octobre leur élimination est complète, les plaies qui en résultent sont recouvertes d'un enduit grisâtre. Celle qui se trouve au niveau de la partie moyenne de la jambe présente une longueur de 14 centimètres sur 6 de large, et on y voit le tibia dénudé sur une étendue de 4 centimètres. Sur le dos du pied, le tendon du péronier antérieur est entièrement mis à nu.

Le 14 octobre l'aspect mauvais de ces plaies, peu modifié par les pansements à l'acide phénique, engage M. Marchand à les panser avec une solution de permanganate de potasse, pour combattre en même temps l'odeur fétide que répand le malade. Le 17 octobre, grâce à cette mesure, les plaies ont pris un aspect rosé de meilleur augure. L'état général sans être excellent était satisfaisant au départ de M. Marchand, mais les jours suivants, il tend à s'altérer de plus en plus sous l'influence de la suppuration abondante dont la jambe est le siége. Le malade est pris de fièvre, de douleurs excessivement vives dans le membre, d'insomnie, son appétit diminue. En même temps à la partie externe de la cuisse, immédiatement au-dessus du genou, on voit apparaître de l'empâtement et de la rougeur comme une menace de phlegmon diffus.

Du 18 au 27 octobre, ces divers phénomènes s'aggravent encore surtout le soir; les douleurs dans le membre sont toujours excessivement vives. La face du malade prend une coloration subictérique. L'état local ne s'améliore pas davantage. La jambe reste tuméfiée et son volume égale celui de la cuisse. Les téguments sont rouges et luisants.

M. A. Guérin, qui avait dès le 15 octobre repris son service, se résout alors à appliquer à ce malade, son pansement, malgré les conditions défavorables dans lesquelles il se trouve.

27 octobre. L'appareil ouaté est donc appliqué avec les précautions que nous avons suffisamment indiquées dans les observations précédentes. Notons cependant que la quantité de ouate employée fut plus considérable que d'habitude. M. A. Guérin voulant ainsi rendre moins énergique la compression exercée sur ces tissus enflammés.

Pendant quelques jours l'état général du malade ne paraît que légèrement bénéficier des avantages du pansement ouaté, du moins en ce qui concerne la fréquence du pouls et l'élévation de la température. Par contre, et nous insistons beaucoup là-dessus, les douleurs qu'éprouvait le malade disparurent comme par enchantement, dès le premier jour et pour la première fois depuis fort longtemps; il peut parfaitement reposer la nuit suivante. Ajoutons que le lendemain de son application, le pansement qui n'a pas été suffisamment serré pour les motifs indiqués avait un peu d'odeur et qu'on dut le compléter avec de nouvelles bandes. Si l'on ne parvint pas à supprimer complétement toute odeur, du moins on l'empêcha de se prononcer davantage et d'incommoder le malade.

2 novembre. L'état général s'améliore de plus en plus, le malade a définitivement recouvré l'appétit et le sommeil. Son pouls et sa température ne s'élèvent plus au-dessus de la normale.

8 novembre. Le pansement ouaté est enlevé. On constate tout d'abord que le membre est dégorgé dans toute son étendue, sauf au niveau du pied où la compression exercée par les bandes n'a

pas été suffisante pour faire disparaître l'œdème inflammatoire. Les os de la jambe présentent un commencement de consolidation. La plaie de la partie interne de la jambe est remplie de bourgeons charnus qui recouvrent complétement l'os primitivement dénudé. Celle de la partie externe du membre, qui faisait communiquer le foyer de la fracture avec l'air extérieur, n'est pas cicatrisée, elle donne passage à une esquille non encore détachée et que l'on n'essaie pas d'enlever. Les surfaces excoriées de la malléole externe et du pied sont couvertes de bourgeons charnus de bonne nature.

Le pansement ouaté est renouvelé et on le laisse en place jusqu'au 13 décembre ; à ce moment on constate, avec un état général excellent, que la jambe est en bonne voie de guérison. La plaie de la face interne est beaucoup moins profonde, celle de la partie externe est entretenue par la présence d'une esquille, qui cette fois est reconnue mobile et facilement extraite.

La consolidation des fragments, sans être complète, est déjà assez avancée. Le cal est en voie de formation, et il se prolonge manifestement jusqu'à l'articulation du genou, ce qui serait en faveur de la pénétration articulaire de la fracture. Quoi qu'il en soit, la guérison de ce malade est assurée.

Nous l'avons revu au commencement du mois de février, les plaies de sa jambe ne sont pas guéries, mais la consolidation est assez avancée pour qu'on lui ait appliqué un appareil inamovible et qu'on lui ait permis de se lever.

Au mois de juin, la consolidation est complète, mais le trajet fistuleux persiste et il en sort de temps à autre de petits séquestres.

Parmi ces observations, la première et la sixième sont surtout remarquables. Dans la première, la fracture ne mit que quarante-cinq jours à se consolider complètement, c'est-à-dire qu'elle s'est comportée comme une fracture simple. Quant au malade qui fait l'objet de la sixième observation ; la supériorité du pansement ouaté sur tous les autres traitements employés précédemment fut évidente. A partir du jour où il fut appliqué, la fièvre disparut, les douleurs cessèrent, le sommeil revint, et l'appétit se montra quelques jours après. Et cependant le malade avait eu des frissons ; il était menacé d'infection purulente. Malgré toutes ces circonstances défavorables nous avons vu que le malade fut sauvé, et que s'il a conservé assez longtemps des fistules elles étaient dues aux esquilles de la fracture comminutive.

Le traitement antiseptique de Lister, tel qu'il est pratiqué par le professeur d'Edimbourg, a été peu employé en France, M. le professeur Guyon ne l'a employé qu'une seule fois, et l'observation suivante, que nous devons à son obligeance, prouvera d'une manière évidente qu'on ne pouvait espérer mieux de tout autre traitement.

OBSERVATION VII

Le nommé Journes (Jules), âgé de 54 ans, charretier, entre à l'hôpital Necker, salle Saint-André, le 6 novembre 1877.

Ce malade est tombé une heure avant son entrée sous la roue de la voiture qu'il conduisait : à la jambe droite le tibia seul est fracturé au tiers inférieur. Les fragments font saillie par une large plaie s'étendant à quelques centimètres au-dessus de la malléole jusqu'au tiers inférieur de la jambe. Les muscles sont dilacérés, comme éventrés. Le péroné est intact ainsi que les téguments de la face externe de la jambe. Pas de lésion de vaisseau; quelques esquilles, dont l'une très-volumineuse, 5 centimètres de longueur, représente une sorte d'encoche faite au-dessus du bord antérieur du tibia, sont immédiatement enlevées. La plaie est mise sous le pansement de Lister. Le membre repose dans une gouttière plâtrée. Les lésions des deux mains, écrasement de la phalangette du petit doigt de la main droite et plaie du bord cubital de la même main sont toutes pansées de la même façon. Les pansements sont renouvelés tous les deux jours. Tout marche bien, la température est normale. Le 12 décembre apparaît une lymphangite du membre supérieur droit qui cède rapidement à l'emploi de cataplasmes émollients. Le 31 décembre la gouttière est enlevée. La consolidation osseuse est parfaite. Il reste encore une plaie des téguments de bonne apparence et qu'on traite par l'application de bandes de diachylon. Le 15 janvier tout est terminé, le malade va bien et sortira dans quelques jours.

M. le Dr Terrillon a bien voulu nous communiquer l'observation d'un cas de fracture de la rotule avec plaie communiquant avec l'articulation du genou. Dans ce cas, qui autrefois eût nécessité l'amputation, la méthode de Lister permit de tenter la conservation du membre, et nous allons voir que cette tentative fut couronnée d'un plein succès.

OBSERVATION VIII

Le nommé Malnote (Joseph), âgé de 27 ans, est entré à l'hôpital Temporaire, service de M. Terrillon, le 13 septembre 1877.

15 septembre. A 11 heures chute d'une hauteur de 3 mètres environ sur des solives.

Plaie contuse et pénétrante du genou, longue de 15 centimètres environ dans le sens vertical et de 7 à 8 dans le sens transversal. Par la plaie on voit l'articulation largement ouverte; la poulie des condyles fémoraux ; il existe une fracture de la rotule au niveau de ligament rotulien. Ecartement des fragments de plusieurs centimètres. La cavité articulaire contient quelques caillots et il y a à la surface de la plaie un suintement qui paraît venir des surfaces osseuses fracturées. Pour éviter l'accumulation des liquides, on passe un petit drain dans le cul-de-sac interne de l'articulation.

On fait le pansement de Lister. A 1 heure le malade se plaint de douleurs lancinantes. Le suintement ne s'est pas arrêté, le pansement et le lit sont traversés. On enlève le pansement, écoulement goutte à goutte par le drain. La cavité articulaire est comblée par des caillots. La compression digitale de la fémorale faite pendant dix minutes n'a aucune influence sur l'écoulement. On renouvelle le pansement de Lister. On y ajoute une compression faite à la partie supérieure du genou avec de l'amadou et un pansement ouaté.

A 6 heures l'hémorrhagie semble s'être arrêtée ; le malade est soulagé. Prescription : extrait thébaïque, 0,05. Temp. m. 37,4 ; soir, 38,6.

16 septembre. Pas d'hémorrhagie depuis hier. Le malade n'a pas dormi et se plaint de douleurs lancinantes. On prescrit une piqûre de morphine pour le soir. Temp. m. 38,1 ; soir, 39,1.

17 septembre. Le pansement est resté en place, ni suintement ni odeur. Temp. m. 38,5; soir, 38,4.

18 septembre. Le pansement est levé. On trouve très-adhérente à la plaie la partie profonde du pansement faisant cuirasse sur la peau. On laisse toute la partie adhérente. On coupe avec des ciseaux les pièces salies et on fait par-dessus, sous l'atmosphère phéniquée, un pansement ouaté. Il n'y a pas d'inflammation, la peau a sa couleur normale et la température locale sentie à la main ne semble pas plus élevée que de l'autre côté. Bon état général. Temp. m. 38,5 ; soir, 39,4.

19 septembre. Même état, la température est montée à 39,4 hier soir, elle est retombée à 38,6 ce matin. Le malade dit avoir éprouvé un petit tremblement hier soir accompagné de sensation de froid, mais pas de frisson bien net ; bon appétit ; excrétions normales ; rien dans l'urine. Temp. m. 38.6 ; soir, 39°.

20 septembre. Dans l'après-midi le malade a eu quatre épistaxis successives et abondantes, il dit être sujet à en avoir. Bon état général. Temp. m. 38,5 ; soir, 39°.

21 septembre. Même état ; l'appareil n'a pas d'odeur ; pas de suintement. T. m. 38,1 ; soir, 38,4.

22 septembre. Température descend à 37,6 ; l'état général est bon.

Cet état se continue jusqu'au 30 octobre, où sous l'influence d'un furoncle très-douloureux du mamelon la température monte à 38,5 ; mais le 5 elle redevient mormale.

M. le Dr Terrillon, à l'obligeance de qui nous devons cette observation, que nous avions suivie du reste avec intérêt, a été remplacé le 6 octobre par M. Nicaise. L'observation n'a pas été prise depuis jour par jour. Mais à l'heure qu'il est le malade est à Vincennes et marche avec un appareil silicaté.

Il nous reste à parler du traitement adopté par M. le professeur Verneuil, qui consiste dans l'immobilisation, l'occlusion collodionnée et les lavages à l'eau phéniquée. Mais afin de ne conclure qu'après avoir cité des faits, nous rapporterons d'abord les cas de fractures compliquées traitées par M. Verneuil à la Pitié dans le courant de l'année 1877, et dont M. Khermisson, son interne distingué, a bien voulu nous communiquer les observations. Nous y joindrons deux cas que nous avons observés personnellement cette année, et que nous rapporterons d'une manière détaillée. Ces deux malades sont encore en traitement, mais il est évident pour nous qu'ils sont hors de danger.

OBSERVATION IX

Le nommé Ebrard, âgé de 32 ans, entre le 5 septembre 1877 salle Saint-Louis, numéro 52, à la Pitié, service de M. Verneuil. A six heures du soir il est tombé d'un échafaudage, de la hauteur du second étage, la tête sur un pilier en fer et les jambes sur une solive de fer. Il présente une plaie du cuir chevelu à la région frontale, à gauche de la ligne médiane ; cette plaie est verticale et a une étendue de 8 centimètres, allant jusqu'au périoste qui même est incisé nettement. Sur la lèvre interne de la plaie existe un décollement de 3 centimètres.

Le genou gauche présente une plaie contuse qui siége à un travers de doigt au-dessous de la rotule. Elle est transversalement dirigée suivant une étendue de 15 centimètres et laisse à nu le tendon rotulien. Sur sa lèvre inférieure existe un décollement de 10 centimètres embrassant toute la circonférence de la jambe.

La jambe droite est fracturée au lieu d'élection. La fracture est compliquée d'une petite plaie au niveau de la crête du tibia ; le déplacement est peu considérable.

Il s'écoule peu de sang de la blessure, mais on y constate un épanchement sanguin, une véritable bosse sanguine.

Tête. — On lave avec l'eau phéniquée et on panse avec la gaze phéniquée.

Le genou gauche est lavé également avec l'eau phéniquée et on applique le pansement ouaté.

La jambe droite. — On lave la plaie avec l'eau phéniquée; on l'obture avec de la baudruche sur laquelle on a appliqué plusieurs couches de collodion, et on immobilise le membre dans une gouttière. Le lendemain et les jours suivants le malade ne souffre pas ; l'état général est bon et il présente les températures suivantes :

		matin	soir
Le 6 septembre,		37°4;	38°4.
7	—	37,5	38
8	—	37	38
9	—	36,7	37,9
10	—	36,8	38,4
11	—	37	37,9
12	—	37	37,7
13	—	37	37,6
14	—	36,5	37,2
15	—	36,4	37,4
16	—	36,9	37,5
17	—	36,4	37,4
18	—	36,4	37
19	—	36,2	

La température restant normale, même le soir, on cesse de la prendre.

Le 22, le malade est dans un état excellent; on resserre l'appareil aux deux jambes.

1er octobre. On enlève le pansement ouaté de la jambe gauche. Très-peu de pus, formant d'ailleurs une cuirasse dure au-dessus de la plaie ; pas d'odeur ; recollement complet du lambeau ; la plaie est bourgeonnante et commence à se cicatriser ; aucun épanchement dans le genou ; pas de douleur ; pansement phénique ordinaire.

A dater de cette époque la guérison se fit sans entrave, et le malade sortit de l'hôpital le 1er décembre 1877.

OBSERVATION X

Le 27 février 1877 entre à l'hôpital de la Pitié, salle Saint-Louis, numéro 34, service de M. Verneuil, le nommé Quilliet, Julien, âgé de 39 ans, chauffeur.

Il présente à gauche une fracture de jambe siégeant un peu au-dessus de la partie moyenne et compliquée d'une plaie étroite située sur le côté interne. La fracture, de cause directe, a été produite par un éboulement dans un four.

A droite il existe une fracture du péroné avec arrachement de la malléole interne. On lave avec de l'eau phéniquée et on pratique l'occlusion avec la baudruche collodionnée.

Le membre est maintenu immobilisé dans une gouttière.

Les jours suivants il n'y a pas d'accidents. La température ne dépasse pas 38°,6. Au bout de cinquante-trois jours on lève l'appareil ; la suppuration est limitée aux lèvres de la plaie ; la conformation du membre est parfaite, et le 22 avril on place un appareil silicaté.

Le 22 mai le malade part pour Vincennes.

Ici s'arrête l'histoire de notre malade pour ce qui nous concerne. Nous ne citerons que pour mémoire le fait suivant. L'appareil silicaté ayant été levé trop tôt à Vincennes et le malade ayant marché, celui-ci est rentré à la Pitié au mois de juin avec une mobilité anormale de la jambe ; il s'était formé une pseudarthrose.

OBSERVATION XI

Le nommé Curé (Nicolas), charretier, entre à l'hôpital de la Pitié, salle Saint-Louis, service de M. Verneuil, le 8 janvier 1877.

Etant assis sur le brancard de sa voiture, il est tombé et une roue lui a passé sur la jambe droite. Il présente une fracture de cette jambe, siégeant à 5 centimètres au-dessus de la base de la malléole. Mobilité anormale.

La pointe du fragment inférieur fait saillie sous la peau; il existe, sur la face interne de la jambe, une petite plaie verticale linéaire ayant environ 1 centimètre de longueur et donnant issue à une grande quantité de sang qui empêche de faire immédiatement l'occlusion.

Le lendemain matin l'écoulement sanguin a presque complètement cessé; lavages phéniqués; compression avec l'amadou phéniqué et ouaté; immobilisation dans une gouttière; pas de fièvre; jamais de douleur; pas de suppuration; état général toujours excellent. Au bout de vingt-huit jours on lève l'appareil; la plaie est complètement fermée; on fait un appareil silicaté.

Le malade sort guéri le 28 février 1877.

OBSERVATION XII

Le nommé Bouyer (Augustin), âgé de 17 ans, entre le 25 août 1877, à l'hôpital de la Pitié, salle Saint-Louis, nº 34, service de M. Verneuil, à 3 heures et demie du soir.

Le blessé, bien constitué, est tombé en conduisant un tombereau chargé de déblais et dont la roue lui a passé sur la jambe gauche. Trois quarts d'heure après l'accident il arrive à l'hôpital sans avoir subi aucun pansement.

On trouve deux petites plaies contuses et mâchées situées à la face antérieure du tiers inférieur de la jambe gauche; du sang s'écoule en assez grande abondance; il est clair et contient des globules graisseux; il en a coulé assez pour remplir sa bottine. On constate une mobilité anormale, une crépitation énorme indiquant une fracture comminutive; il n'y a pas de déplacement; la pointe du pied n'a subi qu'une légère rotation en dehors; le pied est chaud, les battements de la pédieuse se font sentir. M. Kermisson, interne de service, fait faire une pulvérisation phéniquée sur tout le membre, et en même temps le nettoie avec une éponge trempée dans l'eau phéniquée; puis après l'avoir bien séché, il fait l'occlusion avec la baudruche et le collodion, sauf en un petit point laissé pour l'écoulement du sang.

Il place le membre dans une gouttière en fil de fer, met une couche de charpie phéniquée sur la plaie occluse, une épaisse couche de ouate sur tout le membre et la fixe au moyen d'un bandage roulé.

26 août. La douleur a été assez vive dans la nuit, l'écoulement de sang assez abondant; on met une gouttière plâtrée par-dessus le premier pansement et par-dessus tout un pansement ouaté.

Le 27. L'appétit est bon; la journée d'hier a été bonne; douleurs pendant la nuit et remontant jusqu'au genou.

Le 28. Bon état pendant la nuit : un peu de fièvre. Temp. soir 38°1.

Deux mois après on enlève le pansement. La consolidation est complète : il n'existe plus qu'une petite plaie superficielle. Il y a encore de la fièvre pendant quelques jours. La conformation du membre est excellente et le malade part pour Vincennes avec un bandage silicaté le 27 novembre 1877.

OBSERVATION XIII (Personnelle).

Le 5 janvier 1878 est entrée à l'hôpital de la Pitié, salle Saint-Augustin, service de M. Verneuil, la nommée Bourcère (Hélène).

Le 3 janvier, à 9 heures du soir, elle est tombée de la hauteur du second étage A son entrée on constate une fracture sus-malléolaire de la jambe droite et une plaie de 2 à 3 centimètres, qui fait communiquer le foyer de la fracture avec l'air extérieur. On opère la réduction, on lave la plaie avec l'eau phéniquée, on fait l'occlusion avec la baudruche et le collodion et on place le membre dans une gouttière. Le lendemain et les jours suivants les douleurs cessent. Pas de fièvre.

Cependant M. Verneuil ne dissimule pas son inquiétude. La gravité de ce cas tient d'abord aux nombreuses contusions que présente cette femme sur toutes les parties du corps. Deux larges ecchymoses occupent toute la région des paupières inférieures. De plus l'occlusion et la désinfection de la plaie n'ont eu lieu que trois jours après l'accident.

Cependant le lendemain et les jours suivants la malade continue d'aller aussi bien que possible : elle ne souffre pas, elle repose la nuit; il n'y a pas de fièvre.

Le 11 février on enlève le pansement : la plaie est presque cicatrisée, il s'en écoule encore un peu de sérosité roussâtre qui, examinée au microscope, ne contient ni bactéries ni leucocytes.

OBSERVATION XIV (Personnelle).

Le nommé Robert (Augustin), tonnelier, est entré le 8 janvier 1878, salle Saint-Louis, n° 53, service de M. Verneuil.

Dans son travail cet homme est tombé : une futaille est tombée sur lui : son extrémité, bordée d'un cercle de fer, a porté sur sa jambe droite qu'elle a fracturée en y faisant une large plaie de 12 centimètres de long sur 8 de large et qui communique avec la fracture. Celle-ci est de plus comminutive. Notons qu'il avait eu auparavant la même jambe fracturée un peu plus haut.

A son entrée on opère la réduction : on lave le membre à l'eau phéniquée. La plaie qui siége à la face interne et inférieure de la jambe droite est également lavée à l'eau phéniquée. Comme cette plaie présente une bosse sanguine considérable qui fait craindre une lésion de l'artère tibiale postérieure, et que l'hémorrhagie a été abondante, on ne fait aucune recherche pour enlever les esquilles; on couvre la plaie d'un large morceau de baudruche sans collodion, et on place le membre dans un appareil de Scultet, auquel on ajoute une couche de ouate sous forme de compresses longuettes.

Du 9 janvier au 20, le malade ne souffre pas. Il a 37,5 le matin et 38 ou 38,5 le soir.

Le 20 et le 21, il se plaint de douleurs qui cèdent à l'emploi du sulfate de quinine pris le soir à la dose de 1 gramme.

Le 22. Les douleurs ont disparu. Le malade repose la nuit. Température matin 37,4, soir 37,6.

Le 23. On défait le pansement sous l'atmosphère phéniquée. Il exhale une odeur très-forte; aucune espèce de gonflement.

On enlève la baudruche qui a empêché la ouate d'adhérer à la plaie. Pas l'ombre d'inflammation.

On pulvérise de l'eau phéniquée sur la plaie pendant qu'on enlève les pièces du pansement. On trouve une esquille osseuse qui fait saillie à travers la plaie et qu'on laisse en place jusqu'à ce qu'elle soit mieux détachée.

La plaie est rose, bourgeonnante : on lave avec l'acide phénique et on remet un second pansement semblable au premier. Mais on évite tout mouvement du membre : car ces mouvements produisent dans les plaies des déchirures microscopiques qui, faites à cette époque, causent la lymphangite et l'infection purulente. On s'attend le soir à une légère élévation de température à cause du renouvellement du pansement. On prescrit de l'opium et du sulfate de quinine.

Le 24. Le malade n'a eu hier soir que 37,8; ce matin, la température est normale.

Du 25 janvier au 6 février, l'état général a été excellent ; la température a été normale et ne s'est pas élevée au-dessus de 37,5. Quelques douleurs passagères, mais très-légères et n'empêchant pas le malade de dormir. L'appétit est bon et l'état général excellent.

Le 6 février on défait le pansement sous l'atmosphère phéniquée.

Les dimensions de la plaie sont légèrement diminuées. L'esquille qu'on avait laissée en place est enlevée avec la plus grande facilité. Il se fait une légère hémorrhagie, qui cependant ne s'arrête pas par le lavage à l'acide phénique : on est obligé d'établir la compression avec un petit tampon de charpie.

L'odeur est moins désagréable que lors de l'enlèvement du premier pansement. Le membre est dans une rectitude complète. On lave la plaie avec l'eau phéniquée : on renouvelle l'appareil de Scultet ouaté.

Nous regrettons de ne pouvoir suivre cette observation jusqu'à complète guérison mais l'état général du malade et la date de l'accident nous permettent de considérer ce malade, de même que la femme qui fait l'objet de l'observation XIII, comme absolument hors de danger. Et cependant ici, comme dans le précédent cas, notre cher maître n'était pas sans inquiétude à cause de la gravité des lésions et surtout de l'état général du malade. C'est en effet a un alcoolique que nous avions à donner des soins. Et nous verrons dans un chapitre spécial combien cet état aggrave le pronostic.

Nous ajouterons que nous n'hésitons pas à préférer à tout autre la pratique de M. le professeur Verneuil, parce qu'elle n'est pas exclusive; elle emprunte à chaque mode de pansement ce qu'il a de bon.

1° Elle est simple, facile à appliquer partout et par les mains les moins habiles; quel est, en effet, le médecin qui ne sait faire un appareil de Scultet et placer un morceau de baudruche sur la plaie, et la recouvrir de collodion. En pourrait-on en dire autant du pansement de Lister fait dans sa perfection.

2° En même temps qu'il obture complètement la plaie et la met à l'abri du contact de l'air, ce pansement permet de maintenir le membre dans une immobilité complète en le plaçant dans une gouttière ou dans un appareil de Scultet.

3° Il présente tous les avantages des pansements rares.

4° Quand on considère les résultats obtenus par les différents pansements, il faut tenir compte de ce qui se passe pendant le traitement. Ainsi, supposons que nous ayons recours aux pansements anciens dans une fracture compliquée et que nous réussissions à sauver le membre, comme on en trouve d'assez nombreux exemples, notre malade guérira, mais il sera épuisé par une suppuration abondante, une fièvre traumatique violente, des fusées purulentes inévitables, qui pendant trois mois mettront sa vie en danger. Le pansement dont nous parlons supprime tous ces inconvénients ; nous avons vu, en effet, que nos malades ne présentaient aucune fièvre, que la suppuration était insignifiante, que l'appétit, toujours excellent, permettait au malade de soutenir ses forces et de conserver un facies qui ne laisserait jamais soupçonner une lésion aussi grave. Ce sont des blessés, mais ce ne sont pas des malades.

Nous avons comparé les trois méthodes dont nous venons de parler ; nous les avons comprises sous le nom d'antiseptiques. Au premier abord, celle de Lister seule mériterait ce nom, et celle de M. Verneuil ne le devrait qu'aux pulvérisations phéniquées qu'il y ajoute. Nous dirons seulement que les résultats de ces trois méthodes sont identiques. L'une, celle de Lister, protége la plaie contre les miasmes en les tuant dans l'atmosphère environnante ; celle de M. Verneuil et de M. A. Guérin en les empêchant d'arriver au contact de la plaie. Toutes les trois sont donc antiseptiques, les moyens seuls diffèrent.

DES INSUCCÈS INÉVITABLES.

Nous avons essayé de prouver dans le cours de ce travail que toute fracture compliquée de plaie guérit et doit guérir. Mais tout individu atteint de fracture compliquée doit-il guérir. Nous n'hésitons pas à répondre non. Sans parler des lésions qui, mortelles par elles-mêmes, peuvent accompagner ces fractures (obs. XVI), il est cependant des cas où l'insuccès est inévitable. Alors la mort n'est due ni à la blessure, ni aux milieux, elle est due à l'état général. Cet insuccès est indépendant du mode de traitement, il tient à l'état constitutionnel du sujet. Chez les alcooliques dont nous allons rapporter les observations la mort a eu lieu par delirium tremens; la lésion n'a été que la cause occasionnelle d'accidents qui se seraient tout aussi bien produits à la suite d'un traumatisme même léger. La fracture compliquée a provoqué la manifestation du delirium tremens qui était en puissance chez ces individus.

Nous pouvons dire la même chose de la diathèse tuberculeuse qui se développe rapidement chez un sujet affaibli par une cause quelconque et prédisposé, comme nous le voyons dans l'observation de Thiersch rapportée plus bas.

De même chez d'autres diathésiques, chez les glycosuriques, des accidents de sphacèle, d'hémorrhagies à la suite de ces fractures pourront se manifester, et quel que soit le mode de pansement. Car chez eux les mêmes accidents pourront éclater à la suite d'une contusion, de l'ouverture d'un abcès, comme nous l'avons souvent constaté.

Les suites pourront être aussi funestes chez les sujets atteints d'affections hépatiques ou cardiaques, et le mode de traitement local ne sera pas justiciable des accidents.

Enfin chez les scrofuleux on pourra voir des suppurations prolongées affaiblir et tuer les malades par les complications qu'elles entraînent : nous n'avons pas la prétention d'empêcher les plaies des scrofuleux de suppurer. Cependant, dans ce cas même, en supprimant l'accès de l'air, nous retardons la décomposition putride des éléments et les chances d'infection purulente.

Nous pouvons donc conclure que chez les individus qui ne sont en possession d'aucune diathèse nos modes de pansement mettent à l'abri de tout accident. Si on voit survenir des complications, c'est dans l'état constitutionnel des malades que l'on doit en chercher l'explication. Les trois observations qui terminent notre travail, loin donc d'infirmer les idées que nous avons énoncées, viennent au contraire corroborer avec force nos conclusions.

OBSERVATION XV

(Thiersch, extrait du Sammlung, Klinischer Vorträge 1875, nos 84 et 85, page 668). — Fracture de la jambe. — Appareil plâtré.— Perforation de la peau à la suite de delirium tremens. — Suppuration prolongée. — Amputation de la jambe, la suppuration continue. — Amputation de la cuisse. — Hydrothorax. — Mort.

Le nommé Guillaume, âgé de 46 ans, entre à l'hôpital avec la jambe gauche fracturée : chevauchement : on lui applique un appareil plâtré.

Du premier au neuvième jour. — Dans les quatre premiers

jours tout alla bien. Au cinquième jour, malgré l'opium donné comme prophylactique, éclata un delirium tremens violent, à la suite duquel le fragment supérieur perfora la peau, ce qui n'est pas remarqué de suite. On lui enlève l'appareil; commencement de septicémie, celle-ci fait des progrès. Pansement de Lister. Température du soir 38,8 au huitième jour. Au neuvième jour amputation de la jambe au quart supérieur malgré le delirium tremens. Température du soir 40,4.

Du dixième au dix-septième jour. — On fait le pansement avec la ouate salicylisée mouillée et en même temps on arrose avec la solution de salicylate. A la vérité, le malade était plus calme, mais il existe des soubresauts; l'intelligence du malade est obtuse : peu à peu la température s'abaisse si bien que la plupart du temps le malade est sans fièvre le matin. La température du soir atteint au plus 39°.

Le tremblement continuel du moignon par suite d'une sensibilité locale exagérée conduit à une périostite du tibia et de la tête du péroné, dans les environs desquels la peau présente plusieurs perforations. La vertu antiseptique du pansement se montre insuffisante à la suite du progrès de la suppuration. Le pus est fétide et noircit l'argent : la nutrition est insuffisante.

Du soixante-douzième au quatre-vingt-dix-huitième jour. — La température est tantôt élevée, tantôt normale. Au pansement mouillé on substitue un pansement sec au salicylate. L'articulation du genou commence à gonfler. A différents endroits il se présente des fistules. Au début il est douteux si le pus provient de la périostite ou de l'articulation du genou. Après qu'il fut certain qu'il provenait de l'articulation du genou et que les forces diminuaient de plus en plus, et surtout qu'il se montrait de l'œdème de la jambe gauche, on fit l'amputation, le 10 nonovembre, du fémur au tiers supérieur. Amputation à deux lambeaux.

Du quatre-vingt-dix-huitième au cent-vingt-troisième jour. — Pansement au salicylate sec, pas de fièvre; l'appétit renaît; les forces se relèvent; l'œdème disparaît, et l'intelligence revient complètement. La plaie de l'amputation ne guérit pas à la vérité par première intention, mais les bourgeons charnus se montrent du quatorzième jour au dix-huitième. Mais au vingt-et-unième jour après l'amputation, petites hémorrhagies en nappe sur les bourgeons de la plaie sans cause connue; mais chaque fois qu'elles se produisent, il y a augmentation de la température qui s'élève à 38°.

Du cent-vingt-troisième au cent-quarante-septième jour. — Bien que le patient reste sans fièvre, il baisse depuis ce moment. D'abord il perd l'appétit, ensuite il se montre un œdème plus considérable de la jambe gauche, œdème du scrotum, œdème du moignon gagnant le tronc. Pleurésie double avec épanchement. Dyspnée au dix-neuvième jour qui nécessite la ponction au 22 décembre du côté gauche. On recueillit un liquide jaunâtre, opalescent, albumineux : la première fois 2.300 centimètres cubes; la seconde fois 1.200 centimètres cubes. Une transfusion de 300 centimètres cubes de sang humain défibriné au cent-quarante-septième jour fut suivie d'une amélioration passagère. Mort le 30 décembre.

A l'autopsie, thrombus de la veine fémorale; hydrothorax double et tubercules enkystés et de nouvelle formation. Petite caverne au sommet gauche avec des masses caséeuses. Tuberculose miliaire des deux plèvres. Le foie est gras, les reins hypertrophiés. Dans l'estomac, dix petites ulcérations rondes entourées de chyme et de petits abcès. Dégénérescence graisseuse de la tunique musculaire du jéjunum et de l'iléon.

Comme tous les essais qu'on avait faits avaient été insuffisants pour éviter ce délire épouvantable et amener ainsi au repos ce moignon, on fut forcément conduit à une suppuration du genou à la place d'une cicatrisation. L'amputation de la cuisse, qui paraissait être le seul moyen de conserver la vie, eut dès le début un succès apparent; mais, comme au cent-vingt-troisième jour, il y eut de l'hydrothorax rapidement et sans qu'on pût s'y opposer, le dernier espoir disparut et même la transfusion n'eut aucun succès.

L'hydrothorax était rattaché à une tuberculose miliaire récente des deux plèvres et du poumon qui contenait des tubercules. C'est ce que nous apprit l'autopsie. Les hémorrhagies capillaires de la plèvre et de la capsule du rein étaient dues à la transfusion.

OBSERVATION XVI

Verneuil). — Fractures compliquées des deux cuisses. — Fracture des os du nez. — Contusion du thorax. — Mort.

Le nommé Saintain (Emile), peintre en bâtiment, âgé de 18 ans, est entré le 8 octobre, 1877, à 2 heures du matin, à l'hôpital de la Pitié, salle Saint-Louis, n° 46, service de M. Verneuil.

Dans la nuit du dimanche 7 octobre au lundi, le malade est tombé du haut des fortifications dans le fossé. A son entrée on constate :

1° Une fracture des os propres du nez avec mobilité anormale de cet organe. Epistaxis abondantes.

2° Une ecchymose de la paupière supérieure gauche.

3° Le malade accuse une douleur très-vive en arrière du sternum au-dessus de l'appendice xiphoïde.

4° Une fracture des deux cuisses.

A droite, la fracture est située à trois travers de doigt environ au-dessus des condyles. Elle est comminutive et compliquée d'une petite plaie d'un demi-centimètre ne donnant qu'un faible écoulement de sang.

A gauche, la fracture siége à quatre travers de doigt au-dessus des condyles. Elle est également comminutive et compliquée d'une plaie arrondie de 3 centimètres de largeur, livrant passage à un écoulement sanguin très-abondant.

Dans le but de réduire les fractures, le malade est chloroformé.

On essaie la réduction du membre gauche ; malgré la chloroformisation et des tractions très-énergiques, on ne peut détruire le chevauchement. Le fragment supérieur regarde en bas et en dedans, présentant son extrémité en face de la plaie cutanée. Le fragment inférieur regarde en haut et en dehors. Les os sont dénudés sur une grande étendue. Entre les deux fragments existe une esquille de 5 centimètres de long ; on en fait l'extraction ainsi que d'une autre moins volumineuse.

On pratique la résection de l'extrémité du fragment supérieur dans une étendue de 3 centimètres. Après quoi on opère la réduction.

On désinfecte la plaie par des lavages phéniqués, on applique une attelle plâtrée et par-dessus un pansement ouaté.

Du côté droit, la réduction est facile; même pansement qu'à gauche. Dans la journée, vomissements chloroformiques nombreux.

Température le soir 40°. La langue est sèche, les urines ne contiennent pas de sang.

9 octobre. — Etat meilleur, plus de vomissements, langue encore sèche; douleurs modérées. Température 38°3. Pouls 112. On prescrit de l'opium et de la teinture d'aconit.

10 octobre. — Pouls 112. Température 38°4. Délire durant la nuit; encore quelques vomissements.

Le malade succombe dans la journée.

OBSERVATION XVII

(Polaillon). — Fracture sus-malléolaire de la jambe gauche comminutive et compliquée de plaie siégeant au niveau de la malléole externe et pénétration dans l'articulation.

Le nommé Toulet (Théophile), charretier, est entré le 11 janvier 1878 à l'hôpital de la Pitié, salle Saint-Gabriel, n° 5. Service de M. Polaillon.

La charrette pesamment chargée a passé sur la jambe gauches

La plaie qui complique la fracture à 10 ou 12 centimètres d'étendue dans son plus grand diamètre. On retire une esquille le soir et on constate avec le stylet qu'il existe plusieurs fragments.

On panse la plaie avec l'eau phéniquée et on met la jambe dans un appareil plâtré.

Le 12 on fait deux points de suture métallique, on remplace l'appareil plâtré par une gouttière.

La suppuration est abondante : il y a de la fièvre.

Un délire alcoolique éclate dans la nuit du 17 au 18, auquel succède un coma profond.

Le malade succombe le 18 à 3 heures du soir.

Si nous avons rapporté en entier l'observation que nous avons empruntée à Thiersch, c'est afin de bien montrer que dans les cas dont nous avons parlé, l'amputation et les pansements antiseptiques consécutifs n'ont pas eu plus de succès que dans les deux tentatives de conservation qui font l'objet des observations XVI et XVII.

Dans le même numéro, p. 670, Thiersch rapporte une seconde observation non moins concluante; nous n'en citerons que le titre : « Fracture compliquée des deux jambes. — Amputation des deux jambes. — Delirium tremens. — Gangrène de la peau. — Suppuration prolongée surtout à gauche où elle gagne l'articulation du genou. Amputation de la cuisse gauche. — Mort par épuisement. » Ici la conservation n'a même pas été tentée, ce qui prouve bien que dans ce cas l'amputation est aussi impuissante que la conservation.

Nous terminerons en disant que notre travail est bien incomplet; nos citations, en effet, n'ont porté que sur un petit nombre d'observations. Sans compter ceux que nous avons empruntés à Volkmann, nous avons en effet fourni une statistique de 17 cas.

Sur ces 17 cas, nous avons eu à noter 3 morts. Nous nous étions promis de terminer notre travail par une statistique générale des hôpitaux de Paris pendant ces dernières années. Nos recherches dans ce sens n'ont eu qu'un résultat négatif; le bureau de la statistique de l'Assistance publique où nous espérions trouver des renseignements n'existe plus.

A. PARENT, imprimeur de la Faculté de Médecine, rue Mr-le-Prince, 31.

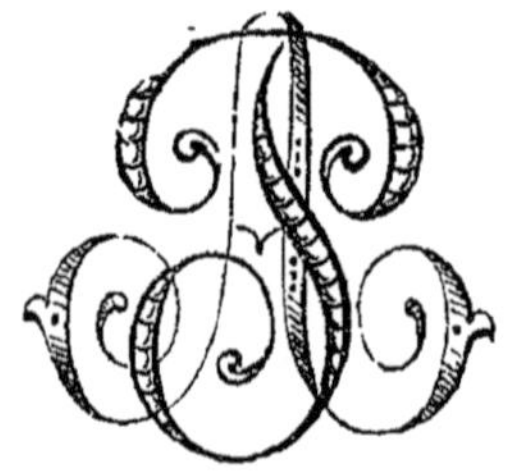

www.ingramcontent.com/pod-product-compliance
Ingram Content Group UK Ltd.
Pitfield, Milton Keynes, MK11 3LW, UK
UKHW020216200726
13856UKWH00004B/1437

9 782011 908797